igcon

$T_e^{89}$
15

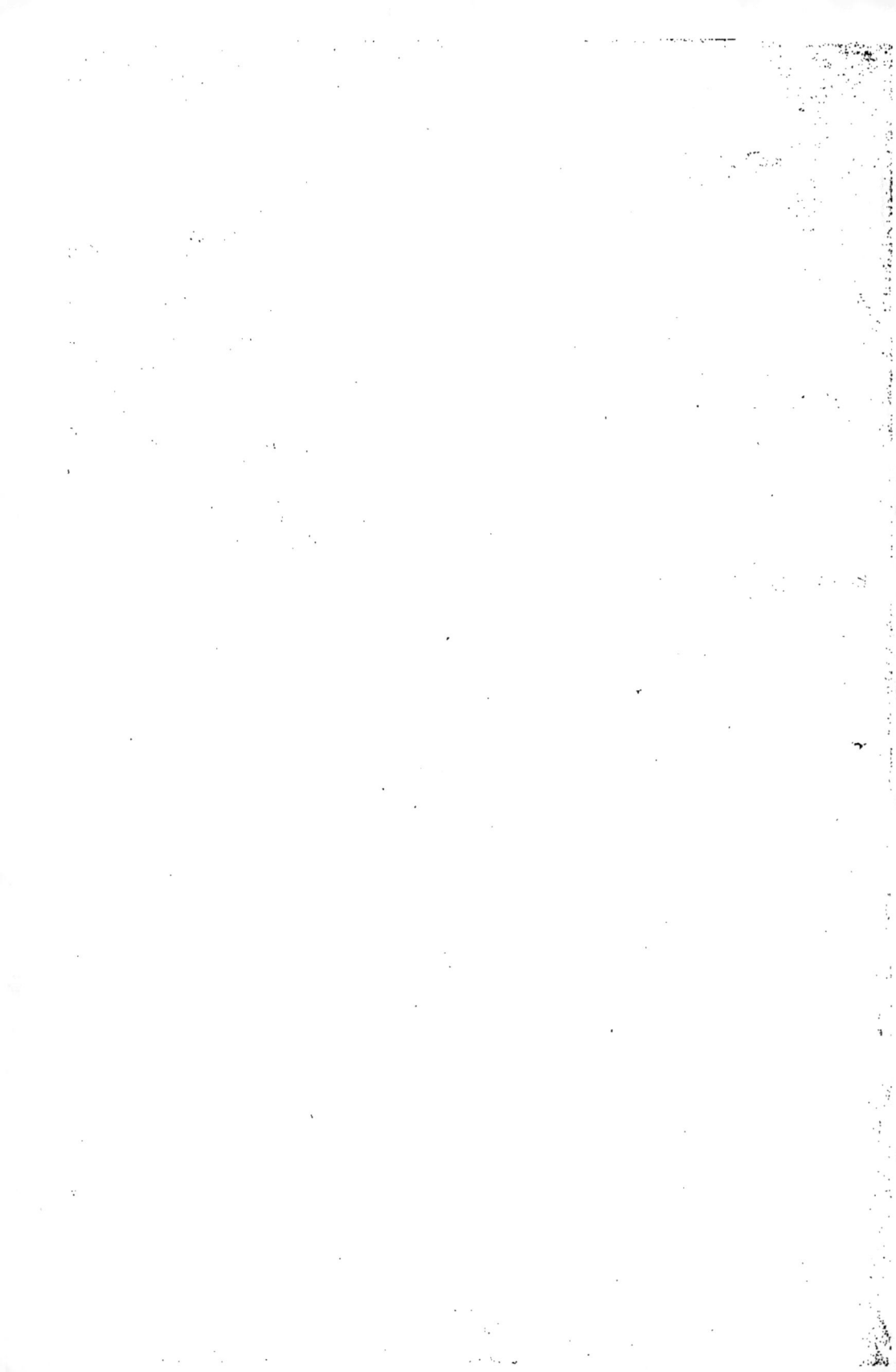

129

Dyssenterie épidémique
par
Bigeon

Te $\frac{89}{15}$

I 2660
σ. δ. ι.

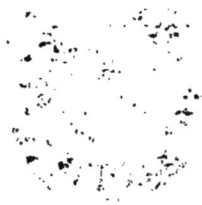

# NOUVELLE INSTRUCTION

SUR

## LES CAUSES ET LE TRAITEMENT

DE LA

# DYSSENTERIE ÉPIDÉMIQUE,

DANS L'ARRONDISSEMENT DE DINAN,

*Par L. F. Bigeon, Docteur en Médecine,*

*Médecin des épidémies, des Sociétés de Médecine
pratique, médicale, galvanique, académique des
sciences de Paris, etc.*

En réponse aux réflexions de M. Bodinier, contre
l'Instruction publiée par ordre de M. le Préfet des
Côtes-du-Nord.

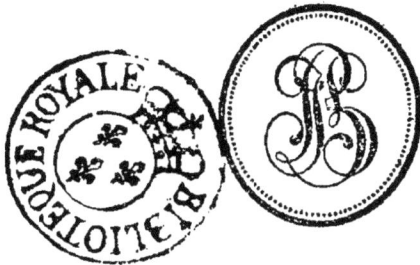

A DINAN,

Chez J.-B.-T.-R. HUART, Imprimeur-Libraire.

1815.

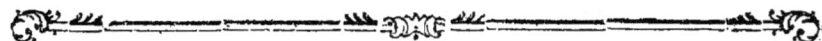

La Médecine éprouve depuis quelques années un mouvement intestin, une sorte de fermentation ; il ne faut que diriger les esprits, l'impulsion est donnée. Déjà de bons résultats sont obtenus, de plus grands se font présager.

M. NACQUART, *Journal général de Méd. T.* 44.

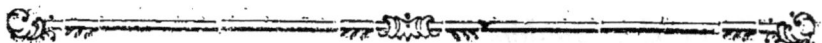

# AVERTISSEMENT.

LE nécrologe , ou la connoissance des rapports qui se trouvent entre la mortalité et nos habitudes , est un témoin toujours vivant, toujours prêt à déposer contre l'erreur. Il donne à la médecine une sorte de certitude mathématique ; il promet à la vérité le plus beau comme le plus important des triomphes. Je dis le plus important, parce que dans ce monde , la vie est le premier des biens , et qu'elle ne procure que de foibles jouissances , lorsqu'on a perdu la santé.

D'heureux résultats ont été obtenus dans nos contrées : je ne me les suis point attribués ; mais j'aurois moins dissimulé le plaisir que j'ai éprouvé en les observant , s'ils n'avoient eu pour cause l'utile impulsion que la médecine a reçue de nos jours et que j'ai transmise , en exposant les bases d'une doctrine médicale fondée sur la connoissance de l'organisme de nos fonctions.

L'influence que les évacuans exercent sur nos organes a spécialement fixé mon attention, et j'aurois encore parlé de ces remèdes, en traitant de la dyssenterie, si M. Bodinier, au commencement de l'épidémie, ne les eût conseillés généralement, et n'eût écrit à MM. les Curés, que son intention étoit d'agir à cet égard en opposition avec mes principes. Cette lettre ne pouvoit produire sur ses lecteurs qu'une bien foible impression, et je crus qu'il me suffiroit d'entretenir en particulier MM. les médecins et autres personnes chargées du traitement des malades, des indications que les évacuans peuvent remplir, et des accidens qu'ils peuvent déterminer.

J'espérois éviter ainsi une discussion scandaleuse, dans un moment où d'autres soins devoient nous occuper, et dangereuse, parce qu'en donnant de la publicité à des opinions prématurément émises, on oblige l'auteur de ces opinions ou à reconnoître qu'il s'est mépris, et alors il perd au moins en partie la confiance dont il a besoin, ou à soutenir, en opposition avec sa conscience, des erreurs qui, en médecine, sont souvent funestes.

Je croyois d'autant plus à de nouvelles et utiles réflexions de la part de M. Bodinier, que lui-même, quelques jours après la discussion dont il parle dans son écrit, et au moment où je préparois l'instruction que j'ai publiée, me dit qu'il venoit de voir plusieurs malades victimes des vomitifs et purgatifs, dont ils avoient fait un usage indiscret. J'inviterai, ajouta-t-il, M. le Sous-Préfet à défendre toute distribution de ces remèdes, lorsqu'elle ne sera pas autorisée par la signature d'un médecin.

Me persuadant que le retour de M. Bodinier aux principes d'une médecine raisonnée étoit sincère, et qu'il prendroit désormais l'expérience pour règle de sa pratique, je me félicitois de ma modération. Je l'avoue, j'étois loin alors de penser aux réflexions qui devoient en être le prix : cependant je vais y répondre, c'est-à-dire, exposer simplement les faits, et rappeler quelques-unes des notions physiologiques qui les confirment. Je dis simplement, parce que la vérité n'a pas besoin des ornemens du style, et qu'ils seroient déplacés quand l'ennemi encore à nos portes compte chaque jour de nouvelles victimes. Mais, pour repousser cette injuste agression, il me faudra entrer dans quelques détails qui me sont personnels : je réclame, à cet egard, votre indulgence, Lecteur bienveillant.

Je réclame aussi votre attention, et je le fais pour vous-même. Quoique les malades ne succombent pas toujours après un traitement mal dirigé ; quoique la nature triomphe quelquefois de la maladie et des remèdes, il n'en faut pas conclure que l'on se rend également au but par des voies essentiellement différentes.

Quelle est donc en général, et surtout dans la circonstance actuelle, la voie de guérison la plus directe et la moins dangereuse ? C'est ce que nous allons examiner et ce qu'il vous importe de connoître.

# NOUVELLE INSTRUCTION

SUR

## LES CAUSES ET LE TRAITEMENT

DE LA

## DYSSENTERIE ÉPIDÉMIQUE,

DANS L'ARRONDISSEMENT DE DINAN.

❧❧❧❀❧❀❧❀✳❀❧❀❧❀❧❀❧❧

Les victimes qui, dans l'épidémie régnante, ont succombé à une méthode essentiellement perturbatrice des efforts salutaires de la nature, ne peuvent, du fond de leurs tombeaux, faire entendre leurs voix, et soustraire leurs parens, leurs amis, aux coups que l'ignorance et le charlatanisme sont prêts encore à leur porter. Le danger est pressant, et alors le médecin qui, honoré de la confiance du Gouvernement, s'est chargé de veiller à la santé de ses concitoyens, doit oublier toutes considérations personnelles, et fixer l'attention des malades sur une doctrine aussi funeste dans ses applications que fausse dans ses principes.

J'ai su braver de sourdes menées, de perfides insinuations offertes à la crédulité publique, et les déclamations, les invectives de M. Bodinier n'ex-

I

citent point mon indignation. Un sentiment plus
pur, plus digne d'un médecin, peut seul me déterminer à reprendre la plume, et dictera ma
réponse au libelle qu'il m'adresse.

Le traitement que j'indique contre la dyssenterie
« est, dit-il, tellement opposé aux principes de la
« saine médecine, que s'y conformer seroit vouer
« ou à une mort certaine ou à de longues et cruelles
« souffrances, que suivroit une convalescence
« pénible, les malheureux confiés à nos soins......
« Les préceptes sont noyés dans un étalage scienti-
« fique qui n'est point à la portée des malheureux
« sur qui plane l'épidémie ».

Voici, mot à mot, les soins que j'ai indiqués
dans un moment où l'épidémie s'étendant avec
rapidité, et donnant les plus vives inquiétudes,
tout retard me sembloit devoir être funeste.

« Des frissons irréguliers, un mal-aise général,
des douleurs vagues, des chaleurs, spécialement
vers les reins et au-dessous de l'estomac, quelques
coliques, la constipation ou de fréquentes envies
d'aller à la selle, accompagnées de douleurs au
fondement, précèdent la dyssenterie, et quand cette
maladie est très-répandue, ils l'annoncent, lors
même qu'ils ne sont pas tous réunis. Si les malades
alors se réduisent à la moitié des nourritures qu'ils
pourroient prendre; s'ils s'abstiennent de fruits,
de laitage, de viandes salées; s'ils boivent peu

de cidre ; s'ils prennent quelques lavemens de son , de guimauve ou de graine de lin ; s'ils s'appliquent sur le ventre un morceau d'étoffe de laine ou de coton très-épais ; si, lorsqu'ils sont levés, ils doublent les vêtemens dont ils se couvroient ; s'ils se font sur tout le corps des frictions répétées ; si , par l'application de quelques stimulans , par exemple le cresson pilé avec du vinaigre , ils rappellent l'affection catarrhale vers les parties extérieures, où souvent elle avoit paru vouloir se fixer ; pour l'ordinaire , les accidens dont je viens de parler se dissipent en peu de jours ».

« Si , ayant négligé ces moyens préservatifs , ou si , ayant des rapports très-fréquens avec des dyssentériques , on n'a pu prévenir cette maladie, que des douleurs plus ou moins aiguës, des envies fréquentes d'aller à la selle, des déjections muqueuses, sanguinolentes, des nausées, quelquefois des vomissemens et de la fièvre ne permettent plus de méconnoître ; il ne faut point attendre que des accidens plus graves encore annoncent une désorganisation très-avancée et presque toujours incurable du canal alimentaire. Que les malades prennent plusieurs fois par jour des demi-lavemens , si l'irritation qu'ils causent au fondement n'est point excessive ; qu'ils restent au lit , et que sans y provoquer la sueur , toutes les parties du corps soient également couvertes ; qu'ils s'interdisent les nour-

ritures solides, auxquelles on suppléera par la décoction blanche ou des bouillons légers. Si les
douleurs sont très-vives, on ajoutera à l'eau de
riz, quelques calmans, la fleur de coquelicot, par
exemple, que l'on pourra aussi faire entrer dans
les lavemens. Si, ce que l'on observe souvent, les
urines coulent avec difficulté, les boissons seront
rendues apéritives, en y ajoutant quelques grains
de nître, de la pariétaire ou du chiendent. Les vers
étant une complication très - fréquente et dangereuse dans cette maladie, on leur opposera la
mousse de Corse, la fougerole, l'ail et même le
semen-contra, mais à plus petites doses. La camo-
mille, l'anis, la cannelle, l'angélique sont indiqués,
si les forces sont très-affoiblies et l'irritation inflammatoire peu prononcée. Enfin on ne négligera aucun des moyens que je viens de proposer comme
préservatifs de cette maladie ».

« Si des complications graves rendent nécessaire
un traitement plus actif, ce traitement doit être toujours subordonné à l'avis d'un médecin, qui peut
quelquefois opposer avec succès aux complications ataxiques ou adynamiques, le camphre,
l'opium, le quinquina, les vésicatoires, et autres
moyens appropriés aux circonstances particulières
que présentent quelques malades ».

Je n'écrivois point avec l'espoir d'être lu par
tous les malades; mais la plupart des personnes qui

leur donnent des conseils ou des soins , ont dû
facilement entendre une exposition aussi simple ,
aussi courte, et dans laquelle j'ai évité , autant qu'il
m'a été possible , les mots scientifiques , dont M.
Bodinier devoit moins que tout autre me re-
procher l'abus. Les principes que j'ai exposés
sont-ils aussi dangereux qu'il veut le faire croire ?

Selon lui, quelques grains de nître , la pariétaire
et le chiendent augmentent la difficulté d'uriner,
tandis qu'elle cède aux laxatifs. Dois-je répondre
à de telles assertions?.. Les garde-malades n'ignorent
pas que les selles et les urines se suppléent ; qu'en
provoquant les selles , lorsque l'irritation est déjà
trop vive , on diminue la quantité des urines , qui
alors sont plus chargées de sels , par conséquent
plus âcres et plus irritantes ; enfin que la disposition
inflammatoire étant considérable , les boissons que
j'ai indiquées sont aussi utiles que les purgatifs
sont funestes. L'on peut même assurer que ces derniers remèdes sont fréquemment l'unique cause de
la difficulté d'uriner ; car , quoique cet accident
inflammatoire s'observe souvent, M. Bodinier est
le seul médecin qui l'ait vu *au moins sur les deux
tiers de ses malades.*

Appliqué à l'extérieur ou donné à propos à l'intérieur , l'ail a été souvent opposé avec succès à la
dyssenterie ; et le semen contrà, que M. Bodinier
proscrit également , est très-utile comme amer légè-

rement aromatique. Je l'ai vu souvent calmer les coliques et ranimer les forces des malades, enfin accélérer leur guérison. Il supplée avantageusement la plupart des autres toniques ; et, comme vermifuge, M. Bodinier ne persuadera point qu'il peut être remplacé par le jus de citron, l'huile d'olives et le mercure doux, remèdes dont l'usage dans la Dyssenterie, est très-souvent contre-indiqué.

En comparant l'action des purgatifs à celle des vésicatoires, M. Bodinier, qui me reproche l'abus de ces derniers, prouve qu'il n'a jamais réfléchi sur la manière dont ils agissent. Au reste, j'en ai fait rarement usage dans la dyssenterie actuellement épidémique ; ce n'est pas qu'ils ne puissent être utiles, mais j'ai reconnu que les autres stimulans extérieurs suffisent ordinairement, et ils ont l'avantage de ne point déterminer la rétention d'urine. La révulsion que ces stimulans procurent est toujours salutaire, lorsqu'elle n'est point excessive. « Les vésicatoires et les sinapismes, disent les « rédacteurs de l'article Dyssenterie du Diction- « naire des sciences médicales, appliqués sur l'ab- « domen sont de la plus grande efficacité. C'est « souvent en agissant sur la vitalité de la peau que « l'on guérit les intestins, comme on guérit les « maladies de la peau en agissant sur le tube « intestinal ».

Les révulsions produites par des remèdes qui,

comme la moutarde et le cresson pilé avec du vinaigre, rougissent promptement la peau, et peuvent y déterminer des ampoules, ou qui, comme la poix de Bourgogne, causent une chaleur incommode et de vives démangeaisons, ne sont point idéales. Mais où M. Bodinier a-t-il vu que mon intention est que l'on couvre mes malades d'applications froides? Je me suis toujours fortement prononcé contre tout ce qui peut nuire à la transpiration, et il ne l'ignore pas, car, quelques pages plus loin, il dit que je me suis fait tourner en ridicule, en faisant couvrir les pieds et les mains de mes malades de bas et de gants de laine. Je leur conseille en effet souvent de ne point exposer leurs bras nus à l'air et quelquefois, dans la dyssenterie, je leur ai dit de conserver leurs bas. Cette attention concourt beaucoup à leur rétablissement, et rien de ce qui peut produire un pareil résultat ne me paroît ridicule.

J'ai dit au commencement de mon Instruction sommaire relative à la dyssenterie épidémique :
« La dyssenterie est très-répandue dans plusieurs cantons de cet Arrondissement, et en dix jours le nombre des décès, dans quelques communes, excède celui que l'on y observe ordinairement pendant le cours d'une année. De toutes les affections épidémiques, cette maladie, sans être la plus dangereuse, est la plus meurtrière, parce

que , n'attaquant pas d'abord le principe de la vie ,
souvent elle ne donne point aux malades d'assez
vives inquiétudes pour qu'ils demandent des
secours , avant qu'une altération profonde du
canal alimentaire ait rendu impuissans les soins
les mieux administrés. Gardons-nous donc également et d'une insouciance coupable , et d'un
funeste découragement. Rappelons-nous que dans
une épidémie , le salut de chacun dépend des secours que l'on se donne réciproquement; que le
décès d'un malade , entraîne souvent la perte de
plusieurs. Enfin méritons, en parcourant la carrière
pénible qui nous est imposée , la plus pure , la plus
précieuse des récompenses. Nous la trouverons ,
cette récompense , dans le souvenir que nous aurons
su , en bravant la mort, lui arracher des victimes ».

Quoiqu'en dise M. Bodinier , ce n'est point là
*plonger dans une perfide sécurité ceux qui en-
tourent les malades*; mais, je l'avoue, je ne croyois
pas démériter , même aux yeux de mes plus sévères
critiques , en indiquant ce que l'on peut faire utilement ou au moins sans danger, jusqu'à ce qu'un
médecin puisse diriger lui-même le traitement et
opposer , s'il le faut, les remèdes les plus héroïques
aux complications qui se présentent.

M. Bodinier ne veut pas que l'on fasse usage de
fumigations muriatiques. Est-ce parce que je les ai
proposées? Quoique je ne l'aie pas dit, je pense

qu'elles concourent à la guérison des malades ;
mais lors même qu'elles ne feroient que préserver
les personnes qui les entourent, quel autre médecin eût osé dire qu'il ne faut pas en faire usage ,
*que la dépense est inutile et tourne au préjudice du
Gouvernement ;* quel autre , surtout pour appuyer
son opinion, renverroit au Dictionnaire des sciences
médicales , lorsque les auteurs de l'article Désin-
fection , MM. HALLÉ et NYSTEIN , après avoir cité
les observations qui prouvent en faveur de ce
moyen , disent que « les plus puissans des moyens
» désinfectans paroissent détruire entièrement les
» émanations putrides et les miasmes contagieux
» avec lesquels on les met en contact ; que les plus
» énergiques et les plus expansibles sont les acides
» nitriques et muriatiques oxigénés »?

Je préfère le dernier de ces acides , parce qu'il
est le plus actif et celui en faveur duquel on peut
citer le plus grand nombre d'observations. Il laisse
dans les appartemens une odeur agréable , et quoique confié souvent à des personnes très - mal-
adroites , il n'a jamais, à ma connoissance , déterminé les accidens que l'on veut faire craindre , et
qui d'ailleurs ne pourroient donner d'inquiétude,
lorsque , comme je l'ai dit, on ne verse que peu
à peu l'acide sulfurique. Enfin , chez les personnes
qui en ont fait usage , j'ai vu presque toujours la
maladie se borner à celles qui en étoient déjà af-

fectées. Je regrette que ce moyen n'ait pas été plus tôt et plus généralement employé.

La dyssenterie peut être compliquée d'une surcharge des premières voies, et si alors l'irritabilité n'est point excessive, on peut en accélérer le dégorgement par des vomitifs. C'est en traitant des épidémies de cette nature, que des médecins justement célèbres ont cru devoir y recourir. M. Pinel, pendant la dyssenterie observée à Bicêtre, il y a 20 ans, en fit usage; mais il étoit bien loin de les considérer comme nécessaires. Il le prouve en disant qu'il n'indiqua qu'un simple bouillon aux herbes à près de 200 malades qui ne pouvant entrer dans l'infirmerie, furent traités dans leur hospice et guérirent de la dyssenterie. Seulement trois insensés succombèrent à une diarrhée colliquative.

Si, dans un établissement public, ce célèbre médecin interdit les évacuans à tous les malades, dont il ne pouvoit en quelque sorte diriger toutes les actions; les eût-il prescrits généralement, s'il eût eu à donner ses soins à des malheureux épuisés par des travaux excessifs, par de mauvaises nourritures, entourés de miasmes contagieux, manquant de linge, de couvertures, souvent tous affectés à la fois dans la même maison, ne recevant que peu de secours étrangers, et à chaque instant exposés nus à l'air pour satisfaire à des besoins d'autant plus fréquens qu'ils sont plus indiscrètement provoqués?

Dans sa médecine clinique, imprimée plus récemment, le même auteur cite trois femmes qu'il a traitées de la dyssenterie. Une seulement a pris un vomitif et a été beaucoup plus gravement affectée qu'une autre qui, éprouvant les mêmes accidens, n'en prit point. Il conseille de n'opposer qu'un traitement simple à ces dyssenteries que perpétuent, dit-il, les méthodes perturbatrices et inconsidérées. Mais dans les complications adynamiques et ataxiques, il emploie, comme tous les vrais médecins, les amers, les aromatiques, les calmans, le camphre et les vésicatoires.

Ce fut aussi dans une épidémie avec embarras gastrique, que mon beau-père, le Docteur La Vergne, contre lequel M. Bodinier lance des traits aussi amers qu'ils sont peu mérités ( 1 ), prescrivit des vomitifs ; mais mon beau-père, comme tous les médecins qui ont acquis une grande expérience et qui ne voient dans l'exercice de la médecine que

---

( 1 ) L'on n'est que méchant, lorsque voulant, comme M. Bodinier, combattre avec l'arme de la satyre, on emploie une arme foible et mal trempée: il faudroit au moins être exáct. Ce n'est pas mon beau-père, mais M. Besson, médecin des épidémies à Saint-Brieuc, qui a rédigé la note approbative des principes énoncés dans l'instruction publiée par ordre de M. le Préfet.

le salut de leurs malades, reconnoît de plus en plus qu'il importe de restreindre l'usage de ces remèdes. La statistique de Lamballe prouve combien ses observations à cet égard ont influé utilement sur la mortalité observée dans cette ville.

On trouve toujours dans les écrits, comme dans la pratique, des médecins qui n'adoptent point des systêmes exclusifs, des contradictions apparentes, et si M. Bodinier m'eût suivi auprès des malades, il pourroit me citer comme ayant donné des vomitifs et des purgatifs dans les dyssenteries. Mais je dois convenir que, si j'ai obtenu alors quelques succès, ils étoient moins l'effet de ces remèdes que des autres soins que j'indiquois, et j'ai plusieurs fois regretté d'en avoir fait usage. Ils déterminent une irritation toujours dangereuse, tandis que le simple embarras gastrique cède à la diète, secondée par des boissons délayantes ou toniques : d'ailleurs, cet embarras de l'estomac, ne peut être la cause prochaine de la dyssenterie. Il ne peut être le stimulant morbifique qui la détermine, puisqu'elle a son siège dans la membrane intérieure des derniers intestins, c'est-à-dire à 20 ou 30 pieds de la partie du canal alimentaire sur laquelle agissent les vomitifs. Ils ne peuvent donc enlever la cause de la maladie. M. Bodinier fait donc une application essentiellement fausse de l'axiôme *principiis obsta.*

Le stimulant morbifique qui détermine la dys‹
senterie , et dont la nature est et sera peut-être
toujours inconnue , est le même qui, fixé sur les
yeux, cause des ophthalmies , qui détermine des
enchifernemens , lorsqu'il affecte l'intérieur des
narines ; enfin qui , dans d'autres circonstances ,
cause des esquinancies , des rhumes , des douleurs
catarrhales , etc. Il ne peut être soumis à l'action
directe des remèdes ; mais par l'élaboration qu'il
éprouve dans la partie affectée , il devient , si tout
concourt à favoriser cette élaboration nécessaire ,
propre à être assimilé à nos autres humeurs , ou
à être rejeté par les évacuations naturelles.

La guérison est alors complette ; mais que doit-
on espérer des remèdes qui , comme les vomitifs,
ne peuvent en aucune manière concourir à cette
élaboration ; qui ne procurent un bien-être mo-
mentané qu'en déterminant une sorte de stupeur,
d'insensibilité , suite nécessaire d'une fatigue considérable ; qui donnés au commencement de la dyssenterie , causent la résorption du stimulant morbifique,
souvent encore en partie déposé sur des organes
extérieurs et peu essentiels ; enfin qui obligent
en quelque sorte ce principe délétère , à se fixer
sur l'estomac et à affecter indirectement les systêmes nerveux et cérébral ( 1 )?

---

( 1 ) En développant ces principes dans mon mémoire sur
l'abus des remèdes , je n'ignorois pas que j'excitois l'indignation

Je le répète: le calme que procurent les vomitifs, dans la dyssenterie, est presque toujours trompeur, et il ne peut aujourd'hui en imposer aux médecins qui ont fait des lois de notre organisation l'objet spécial de leurs études et de leurs méditations. Ces médecins concevront aisément, pourquoi la complication adynamique a été très-fréquente à Evran, et pourquoi M. Bodinier a *vu succomber presque tous ceux chez lesquels elle s'est manifestée*. Ce résultat est inévitable, lorsqu'après avoir déterminé l'adynamie par des saignées, et l'état inflammatoire par des stimulans intérieurs, on interdit tout ce qui pourroit produire une révulsion salutaire ou s'opposer à la dissolution putride, en soutenant les forces des malades ( 1 ).

---

de M. Bodinier; mais ne croyant pas devoir être retenu par cette considération, j'ai, suivant l'expression d'un de mes amis, médecin de l'Hospice de la Charité de Paris, dit la vérité toute nue, sans égard aux passions que je pouvois mettre en jeu.

L'acceuil des sociétés savantes a suffisamment justifié ma conduite à cet égard, et pour le prouver, il me suffira de citer ici la conclusion du rapport fait à la Société académique de médecine à Paris. « Telle est la doctrine de ce médecin, et je la crois de « toute vérité. Les bons esprits doivent rivaliser entre eux, à « l'exemple de M. Bigeon, pour répandre dans les localités qu'ils « habitent, d'utiles instructions et parler sans cesse à la raison « de leurs concitoyens sur les véritables intérêts de leur santé ». *Journal général de médecine, Septembre* 1813.

( 1 ) M. Bodinier étend même alors sa proscription jusqu'à

La complication que l'on appelle bilieuse, est généralement un symptôme favorable dans la dyssenterie, en ce qu'elle annonce que la disposition inflammatoire n'est pas très-prononcée; mais de violentes coliques, un tenesme fatiguant, la cessation des déjections stercorales, les ardeurs d'urine, la dureté, la concentration et la fréquence du pouls, la rougeur et la sécheresse de la langue, les aphthes, les hoquets, les nausées, les vomissemens, qui dans l'épidémie régnante se manifestent souvent, et presque toujours après les vomitifs et les autres évacuans, prouvent une grande irritabilité des organes digestifs, et le danger des stimulans intérieurs. Les vomissemens, loin d'être critiques dans la dyssenterie, présagent une terminaison funeste. HIPPOCRATE en avoit fait l'observation, et il se plaisoit à répéter qu'il ne faut jamais provoquer la sortie des matières nuisibles avant la coction.

l'eau de fleur d'orange, parce qu'il a vu la décoction blanche aromatisée avec cette eau, fatiguer l'estomac, lorsque tous les symptômes d'une complication adynamique se manifestoient. Pourquoi alors accuser l'eau de fleur d'orange? Elle n'est point nuisible comme aromate; elle peut aider la disgestion, mais elle est souvent insuffisante. Elle l'étoit évidemment pour faire digérer une décoction de mie de pain à la malade citée par M. Bodinier, et cette observation est de celles qui prouvent que l'expérience est souvent trompeuse, qu'il est des hommes qui pourroient observer beaucoup sans observer utilement.

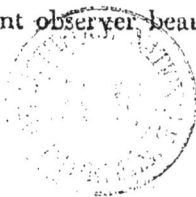

M. Bodinier dit que les vomitifs favorisent la
transpiration : Oui , pendant les efforts qu'ils déterminent ; mais après ces efforts , comme après
tout exercice qui en accélérant la circulation
provoque la sueur , on éprouve un état de foiblesse
pendant lequel la transpiration est nulle ( 1 ) ,

---

( 1 ) Comment M. Bodinier a-t-il pu se persuader qu'il trouvera des lecteurs assez crédules , pour penser que SANCTORIUS ,
en disant : *In fluxu et vomitu prohibetur perspiratio , quia di-
vertitur* , a entendu que la transpiration est supprimée pendant
les efforts du vomissement , et que les jours suivans , elle est
augmentée par l'effet de ces vomissemens ? Il est impossible de
citer plus mal à propos son rudiment , car SANCTORIUS a voulu
dire : *In habitu fluxûs et vomitûs* , etc. Le commentaire de
LISTER sur cet aphorisme ne peut laisser aucun doute à cet
égard : *In alvi verò dejectione vomituve idem ac post cibum
sumptum , at multo vehementiùs fit ; scilicet perspiratio fere
introvertitur , et per intestina stomachumque ex magnâ parte
evocatur , educiturque.*

M. Bodinier nous prévient qu'il a une traduction de STOLL ;
aussi ne s'est-il pas mépris en disant que le nécrologe cité dans
mon mémoire sur l'abus des remèdes , est celui de l'hospice de la
sainte Trinité , avant que cet auteur en fût le médecin. Si l'on
considère qu'en écrivant j'étois distrait par de nombreuses occu-
pations , et qu'il falloit se reporter 16 pages plus loin dans l'é-
dition latine , pour reconnoître cette erreur , on l'excusera , et on
le fera d'autant plus facilement , que j'ai dû attacher peu d'importance à la citation. M. Bodinier le sait... Pourquoi donc un
long et inutile commentaire uniquement pour prouver l'erreur ?
C'est démontrer qu'il n'a reconnu aucune inexactitude importante dans ce mémoire , à la critique duquel il travaille depuis plusieurs années.

ou si les vaisseaux capillaires sont sans énergie,
elle est visqueuse, froide, colliquative. Dans cet
état de foiblesse, on observe des alternatives de
pertes par la peau, et d'absorption. L'atmosphère
étant chargée de miasmes contagieux, l'absorption est toujours dangereuse, et elle est inévitable, lorsque les malades très-affoiblis et souvent
exposés au froid, éprouvent intérieurement une vive
irritation; enfin l'effet de toute irritation est de
déterminer vers la partie qui en est le siège, une plus
grande affluence d'humeurs. *Ubi dolor, ibi fluxus.*
M. Bodinier dit lui-même, page 4, que dans la
dyssenterie, *toutes les forces vitales semblent se
concentrer sur la membrane enflammée.* Pourquoi
donc en augmenter l'irritation?

A ces raisonnemens fondés sur de nombreuses observations médicales et physiologiques, en opposant
des assertions vagues, des compilations mal as-
sorties, l'on se flatte d'ébranler la raison de
quelques malades crédules, et probablement l'on
réussira toujours auprès de quelques-uns, s'il n'est
généralement reconnu, comme il le fut autrefois
à Rome, que les seuls médecins vraiment dignes
de la protection des lois, sont les médecins qui
guérissent.

Depuis deux mois M. Bodinier a vu ou dû voir
tous les malades affectés de la dyssenterie dans la
commune d'Evran. Les pauvres, autant qu'il l'a

2

jugé convenable, ont reçu des alimens, du vin et des remèdes ( 1 ). Dans le mois de Septembre, le nombre des décès, à Evran, a été de 48. Dans un rapport du 4 Octobre, M. Bodinier déclara que le nombre des malades étoit de 300, et le nombre des décès fut de 101, du 1 Octobre au 17 du même mois, époque de son second rapport officiel. Il n'y avoit plus, d'après ce même rapport, que 100 malades, et le nombre des décès, du 17 Octobre au 5 Novembre inclusivement, a été de 52. Le nombre des malades, lors de ce dernier rapport, étoit de 56. Les décès depuis, jusqu'au 30 Novembre, ont été de 34.

Dans les villages d'Evran qui, par leur situation, disposent à la dyssenterie, presque tous les habi-

---

( 1 ) En faisant donner des secours aux malheureux affectés de la dyssenterie, M. le Préfet a sans doute rempli les intentions bienfaisantes du Roi; mais de nombreuses victimes pouvoient succomber, en attendant l'autorisation qui lui étoit nécessaire, et il s'est acquis de nouveaux droits à la reconnoissance publique en garantissant sur ses propres fonds le remboursement des dépenses. Je l'ai entretenu des besoins des pauvres, auxquels il prend le plus vif intérêt; mais certes ce n'est pas d'après lui que M. Bodinier a pu faire imprimer que le Roi vouloit bien leur *prodiguer les médicamens* et les alimens. Il désire qu'ils reçoivent des soins, les remèdes nécessaires, et surtout des alimens sains, dont la plupart ont été et sont encore privés dans les communes dont la direction médicale est spécialement confiée à M. Bodinier.

tans l'ont contractée pendant les mois de Septembre et d'Octobre. On n'y voit presque plus de nouveaux malades ; mais un grand nombre de ceux traités par les évacuans, languissent ou succombent épuisés par des devoiemens et des coliques , que n'éprouvent point ou rarement ceux qui n'ont pas fait usage de ces remèdes. C'est ce que m'écrivirent, le 8 Novembre , MM. le Curé et les Vicaires d'Evran , auxquels j'avois demandé l'état de l'épidémie et le nombre des décès.

MM. Postel, Vannier, Macé, Olivier, Crépel, Le Tulle , Gouault et la sœur Claire ont donné et donnent des soins aux personnes affectées de la dyssenterie dans les communes de Pleudihen , St.-Solain Saint-Hélen , Plouer , Ploubalay, le Plessix, Créhen , Taden , Saint-Samson , et prennent pour base des traitemens qu'ils indiquent, l'instruction que j'ai publiée par ordre de M. le Préfet.

Il résulte des tableaux certifiés qu'ils m'ont remis , que le nombre des dyssentériques décédés dans ces communes, avant le 20 Octobre, époque à laquelle ils se chargèrent de donner des soins aux malades , est de 41. — Soixante-cinq étoient alors guéris ou convalescens. Le nombre des personnes qui étoient affectées ou qui l'ont été depuis , est de 575. Du 20 Octobre au 50 Novembre , les décès ont été 77. Proportion , :: 1 : 7 ½.

La différence que nous venons de remarquer

dans les résultats obtenus par des méthodes cura-
tives presqu'entièrement opposées , ne peut être
l'effet ni de la saison ni des localités. J'en trouve
la preuve dans l'état actuel des autres communes ;
mais je ne citerai que Lanvallay et Saint-Solain.
Ces communes, peu étendues, sont l'une et l'autre
près de Dinan et au levant de cette ville. Pour
l'élévation et la nature du sol qui est continu , elles
offrent la plus grande analogie. La différence que
l'on peut remarquer est dans la propreté, l'aisance
et l'éducation des habitans. Elle est importante et
en faveur de ceux de Lanvallay , cette commune
étant plus près de Dinan. L'épidémie s'y est manifestée à la même époque. M. Bodinier a , dès le
commencement, donné ses soins à Lanvallay, où
le nombre des victimes s'accroît chaque jour.
M. Postel les donne à Saint-Solain depuis le 20 Octobre, et presque tous les malades y sont actuellement guéris ou en convalescence.

A Lanvallay , auquel est réuni Tressaint , le
nombre des malades affectés de la dyssenterie, jusqu'au 30 Novembre; a été 100. Celui des décès , 32.

A Saint-Solain , le nombre des malades , également jusqu'au 30 Novembre, a été 53 et celui des
décès 6.

A Lanvallay, le premier des décès est du 9
Octobre. On y compte 8 inhumations de dyssentériques du 22 au 30 Novembre; ce que l'on n'avoit

point encore vu en aussi peu de temps. Des 52 personnes décédées, 26 étoient dans l'âge où la médecine peut offrir les secours les plus efficaces, de 3 ans à 61.

A S.t-Solain, le premier décès est du 5 Octobre. C'est un enfant apporté d'Evran avec la dyssenterie, dont sa nourrice étoit morte. Un autre décédé le 15 Octobre, n'a pu également recevoir de secours. Des six décès, trois sont des enfans au-dessous de 15 mois, un de 4 ans, un de 15 et une femme infirme, plus que septuagénaire.

Ces états m'ont été remis certifiés par MM. Escalot, Curé de Lanvallay, et Margely, Curé de Saint-Solain.

On comptoit à Dinan, dans le mois d'Octobre, un grand nombre de personnes affectées de la dyssenterie. Dix ont spécialement fixé mon attention, comme offrant, avec des déjections sanguinolentes, un ténesme fatiguant, de violentes coliques et de la fièvre. Tous ces malades, en se conformant à l'instruction que j'ai publiée, ont guéri en cinq ou six jours. La convalescence de deux a été un peu plus longue; mais il n'en est aucun qui ne se porte aujourd'hui aussi bien qu'avant sa maladie. Enfin il n'est mort à Dinan que 5 personnes adolescentes ou adultes affectées de la dyssenterie, et elles avoient pris des vomitifs, la plupart avant même que des déjections sanguinolentes annonçassent la gravité de leur maladie.

&., quelques-uns de mes malades, auprès des-quels on s'agitoit pour les faire recourir aux éva-cuans, eussent succombé, quelles en eussent été les suites ? On peut aisément le prévoir. Ils ne seroient pas morts selon les anciennes lois et usages du pays. Tout étoit préparé. Une voix funèbre devoit se faire entendre : Gardez-vous de détruire les miasmes contagieux ! « Le médecin, dit M. Bodinier, doit « combattre la douleur par les saignées locales ou « générales, les bains, l'opium ; mais il faut pres-« que toujours, dès le début, administrer un vo-« mitif, pour dissiper l'embarras gastrique qui « accompagne les dyssenteries, même les plus « simples, et avoir recours aux laxatifs, dans le « cours de la maladie ». Saigner, faire vomir, faire prendre des bains, de l'opium, purger. Voilà donc un traitement méthodique, une ins-truction simple et d'une application facile pour les pauvres de la campagne, *lorsqu'on veut bien leur prodiguer les médicamens* ( 1 ).

Il résulte des observations que j'ai faites pendant

---

( 1 ) Le Bachelier de Molière n'eût pas dit mieux : *Mais si ma-ladia opiniatria non vult se garire , quid illi facere , Doctore ?*

*Interdicere quidquid potest ægrotantis vires roborare, et re-purgare si natura videtur triumphare.*

*Benè , benè , benè respondere. Dignus es recevare honores triumphales ultrà Acherone.*

l'épidémie, de celles des médecins qui l'ont com-
battue avec succès, et de mes recherches sur les
dyssenteries qui, à diverses époques, ont désolé
l'arrondissement, que les saignées, les vomitifs et
les purgatifs sont rarement d'une utilité réelle dans
le traitement des dyssenteries épidémiques ; qu'ils
ne le sont jamais lorsque la constitution régnante
ou les habitudes des malades les disposent à un état
adynamique ; que cet état adynamique est d'autant
plus fâcheux qu'il se complique d'une irritation
inflammatoire plus vive ; enfin que le plus souvent
ces complications ne se manifestent pas dès l'in-
vasion de la maladie, et que, lors même qu'elles
le font, des soins assidus et réellement méthodiques
peuvent presque toujours en triompher.

Les soins et les moyens préservatifs que j'ai indiqués sont d'une exécution facile, et l'expérience,
bien mieux encore que la théorie, en atteste l'utilité. J'ai dû plusieurs fois vous en entretenir ( 1 ),

---

( 1 ) Le Maître des requêtes, Préfet des Côtes-du-Nord, à
M. le Sous-Préfet de Dinan. « M. Bigeon ayant été nommé par
son Excellence, le Ministre de l'intérieur, Médecin des épidémies de l'arrondissement de Dinan, il convient que ce soit lui
qui donne à tous les médecins qui d'après vos invitations auroient
pu jusqu'à présent s'occuper du traitement de la dyssenterie
qui ravage plusieurs communes des environs de Dinan, les instructions sur la direction qu'il seroit utile d'imprimer à ce
traitement. » *Saint-Brieuc, 17 Octobre 1815.*

M. Bodinier; mais, vous ne pouvez en disconvenir, je l'ai fait avec tous les égards que vous eussiez eu droit d'attendre, lors même que je n'eusse pas eu à me plaindre de vous. Pourquoi donc *rompre le silence pour m'adresser* cette véhémente apostrophe, que provoqua par ses crimes le plus dangereux des scélérats : *Quo usque tandem abutére patientiâ nostrâ ?* Avez-vous quelque chose de commun avec Cicéron ? Cicéron mérita par ses vertus et ses talens d'être consul à Rome. A quel degré d'élévation doit se terminer votre carrière ? Je l'ignore. Mais pensez-vous que Cicéron, s'il eût été Français, eût emprunté votre plume ? Pensez-vous que l'on puisse même vous faire le reproche que vous m'adressez, d'avoir séduit le public peut-être par un style assez brillant, mais *emprunté ?* Le style ne s'emprunte point. Le mien a été le même à Paris, à Plouer ( 1 ) et à Dinan. L'on écrit toujours

_____

( 1 ) Etant à Plouer, je fis imprimer, un mémoire sur l'épidémie de l'an 12. « Cette brochure, dit M. MARIE St.-URSIN, « rédacteur de la gazette de santé, 10 Thermidor an 13, est à la « fois agréable et instructive, et l'on y remarque un sage com- « mentaire de cette pensée de STOLL, si féconde en médecine : « *Les grandes maladies sont presque toujours l'effet des* « *grands remèdes, des négligences ou des erreurs commises* « *dans le traitement des indispositions.* »

Je n'aime pas à emprunter, et, lorsque je le fais, j'en donne valable reconnoissance : je ne pille point, je ne compile point,

assez bien lorsqu'on a médité profondément le sujet
que l'on traite ; et l'on doit toujours intéresser lorsqu'on a des intentions pures. Mais est-ce moi que vos
lecteurs ont dû reconnoître aux traits de Catilina ?

« Catilina s'étant présenté pour le consulat et
« ayant eu pour concurrent Cicéron , il entreprit
« de le faire assassiner. Plusieurs jeunes gens ,
« réduits comme lui à la misère , étoient ses com-
« plices. Plus hardi qu'habile , plus ambitieux que
« politique , avide tout ensemble et prodigue. Tel
« qu'il vécut et tel qu'il mourut , ce fut un brigand
« un peu moins obscur , mais non moins méchant
« que ceux qui périssent sur un gibet ». *Dict.*
*historiq. des grands hommes.*

Je le répète, il ne m'appartient pas de déterminer à quel degré d'élévation doit se terminer
votre carrière ; mais ce ne sera pas de moi que
l'on dira : Il a successivement sollicité à Dinan tous
les emplois relatifs à la médecine. En faisant croire
qu'il n'y avoit point de médecin des épidémies, il
en a, pendant que'ques jours , usurpé le titre
et rempli les fonctions. Dans un moment où tous
les systèmes devoient céder à l'expérience ; loin

---

je ne m'associe point de rédacteurs;et le mémoire de M. Bodinier ,
dans lequel on trouve le désordre et l'inégalité du style , que
l'on remarque dans les ouvrages faits de pièces et de morceaux ,
est bien capable de dégoûter de ces sortes d'écrits.

d'écouter ses leçons, il a refusé les avis qui lui étoient offerts. Il a provoqué, par une injuste agression, celui dont il n'avoit reçu que des honnêtetés, et qui ne veut opposer à de vagues et injustes déclamations que son dévouement et ses succès.

Profondément pénétré du serment qu'Hippocrate exigeoit de ses disciples : *In quamcunque autem domum ingressus fuero, ad ægrotantis salutem ingrediar*, et convaincu qu'une pratique de médecine raisonnée exclut presque toujours l'usage des remèdes les plus propres à capter la confiance des malades ; lorsque je rentrai dans ma famille, après de longues études dans les écoles de médecine et dans les hôpitaux militaires, j'étois encore indécis si je me livrerois à l'exercice des sciences médicales. Des circonstances particulières applanissant les difficultés que j'avois prévues, je me vis entraîné dans la carrière, et bientôt je pus étendre au loin mes observations. A la fin de 1805 je me rendis à Dinan. Quelques succès m'y avoient fait connoître. Néanmoins j'y éprouvai des dégoûts, des contrariétés ; et le sentiment du bien que je pouvois y faire a pu seul, je l'avoue, soutenir mon courage souvent ébranlé.

Une diminution rapide dans la mortalité, que j'avois prévue et annoncée, devoit justifier la résistance que j'opposois à des préjugés, à des erreurs

accréditées depuis plusieurs siècles. Je ne négligeai
ni les soins, ni les sacrifices que je crus nécessaires,
et le nombre des décès, toutes choses égales,
depuis dix ans, a été de près d'un tiers moindre
qu'il ne fut pendant les dix années qui précédèrent
l'épidémie de l'an douze, dans laquelle les évacuans donnés avec profusion, firent de nombreuses
victimes.

Les autres communes que j'ai précédemment
citées, comme ayant offert de grandes différences
dans la mortalité, selon les systêmes de médecine
que l'on y suivoit, ne prouvent pas moins contre
la méthode évacuante et perturbatrice, que les
officiers de santé adoptent d'autant plus généralement qu'ils se multiplient davantage. La statistique de ces communes, depuis l'impression de
mon mémoire sur l'abus des remèdes, atteste
mieux encore qu'elle ne le faisoit alors, la vérité
de cette dernière assertion.

M. Bodinier assure que je me suis *voué au ridicule*, en faisant constater légalement ces observations générales qui prouvent en faveur de la médecine physiologique, et par conséquent contre celle
qu'il propose dans son écrit et qu'il adopte plus généralement encore dans sa pratique. C'est un ridicule qu'il ne se donne point, parce qu'en attestant les
succès réels, le nécrologe oppose en quelque sorte
au charlatanisme la voix de ses victimes. Eût-il osé

dire, s'il eût été obligé de faire connoître la statistique des communes qu'il a visitées depuis deux mois : « Et j'ai la douce satisfaction de voir presque
« tous les malades qui ont suivi mes conseils, ré-
« couvrer la santé, et, sensibles aux bienfaits du
« meilleur des Rois, me dire avec l'accent de la
« reconnoissance : *Béni soit celui qui vous envoie ?* »

A ces mots, ......... M. Bodinier laisse tomber la plume et promet qu'il ne la reprendra pas. Doit-on s'en applaudir ou croire encore au retour dont je m'étois flatté ? J'avoue que son début, qui rappelle la montagne en travail, m'avoit fait naître d'autres idées et perdre tout espoir. Le style de cette phrase est imité du brillant. Je vais la rapporter, quoique notre auteur n'y donne qu'une bien foible idée de l'âcreté de sa bile : « Fatigué depuis long-
« temps des écrits de M. Bigeon, indigné de la jac-
« tance avec laquelle, à l'exemple de Galien, il vante
« ses découvertes en médecine, je m'étois cepen-
« dant condamné au silence, me bornant à déplo-
« rer, avec les autres médecins, les égaremens
« d'une imagination déréglée ».

La jactance de M. Bodinier ne ressemble point à celle de Galien ; celui-ci ne se vantoit que des guérisons qu'il avoit opérées et des découvertes qu'il avoit faites : elle ne ressemble point aussi à la mienne. Je n'ai jamais dit : j'ai guéri mes malades ; mais seulement j'ai empêché que l'on ne s'opposât

à ce que la nature les guérît et j'ai quelquefois
secondé ses efforts. Loin de me vanter de mes
découvertes, j'ai toujours rappelé la marche qui
nous est tracée, et dont je ne me suis point écarté.
Je n'ai pas même découvert que les mauvais médecins sont bien plus à craindre que les maladies.
On le sait depuis long-temps, mais j'en ai donné
de nouvelles preuves, et ces preuves sont telles
que M. Bodinier ne peut les détruire même en
les dénaturant. Il cite comme causes accessoires
du décroissement de mortalité, et je pense qu'il
veut dire aussi de l'accroissement de population:
« La vaccine, le défaut de maladies graves, les
« mariages contractés pour se soustraire à la cons-
« cription et *encore la démoralisation* ».

Si la guerre n'eût pas enlevé à leurs familles
presque tous les jeunes gens bien constitués, on
eût vu des mariages plus nombreux encore, et qui
mieux assortis, eussent eu sur la population une
influence bien plus remarquable. Je rappellerai
aussi que l'inscription dans leurs communes des
militaires décédés depuis que le code civil a paru,
l'habitude contractée par les mères de nourrir leurs
enfans en ville, et la perte d'un grand nombre
qui périssent victimes *de la démoralisation* et de
la misère toujours croissantes, ont plus ajouté aux
décès enregistrés à Dinan, depuis l'an 12, que la
vaccine n'a soustrait d'enfans à la mort. D'ailleurs

cette utile opération , n'ayant éprouvé d'opposition
que celle qui résulte par-tout des préjugés populaires , a été dans nos contrées à peu près également répandue. Enfin il n'y a point eu ce que M.
Bodinier appelle défaut de maladies , puisque les
registres civils attestent qu'il y a eu augmentation
de mortalité dans les quatre villes les plus voisines
de Dinan , excepté à Lamballe , et dans les six plus
grandes communes de l'arrondissement , excepté à
Evran , qui étoit celle de ces grandes communes où
je voyois le plus de malades.

Que doit-on conclure de ces observations , faites
dans des villes et communes prises en quelque sorte
au hasard , puisque, dans le choix, je n'ai eu égard
qu'à la proximité des villes et à la population des
communes , sinon que ce n'est point aux causes
accessoires que l'on doit attribuer une diminution
aussi remarquable dans le nombre des décès , mais
à l'adoption d'un systême de médecine différent
de celui qui jusqu'alors avoit été généralement
suivi ?

Sans doute il y a eu , dans tous les temps , de
bons médecins à Dinan et dans plusieurs des autres
communes dont j'ai fait connoître la statistique ;
mais il leur eût été difficile de combattre avec
succès des erreurs que les progrès de la médecine
permettent aujourd'hui de dévoiler. Je n'ai point
attendu la mort de ces médecins pour leur rendre

justice, et je me plairois à répandre des fleurs
sur la tombe de ceux que nous avons perdus. Si
un jour je l'essaie, je n'oublierai point, et pourquoi avez-vous oublié, vous qui, après leur mort,
vous déclarez le champion de ceux que personne
n'attaque ; pourquoi avez-vous oublié que leurs
mânes doivent repousser des fleurs que le fiel de
la satyre empoisonne ? Pourquoi flétrir la mémoire
d'un père de famille que vous deviez respecter ?

Les phrases à prétention que M. Bodinier cite
comme étant de moi, ne peuvent m'être imputées
par les personnes qui ont lu quelques-uns de mes
écrits. J'ai dit, à la page 4 de l'instruction sur la
dyssenterie, non pas que j'ai donné des conseils en
médecin judicieux, non qu'il y a eu diminution de
mortalité dans tout l'arrondissement, ce qui seroit
faux et en opposition avec ce que je voulois prouver ; mais j'ai dit après avoir parlé de Dinan, et
je le répète : « Le nécrologe des autres communes
de l'arrondissement ne prouve pas moins en faveur
de la doctrine que j'ai publiée, et ne permet pas
de douter de la proposition que j'ai depuis long-
temps avancée, savoir : que le nombre des décès,
dans la plupart des villes, seroit réduit de plus de
moitié, si des médecins judicieux y donnoient des
soins à tous les malades ».

Cette assertion, je l'ai prouvée par des faits
trop nombreux, pour ne pas convaincre les per-

sonnes qui cherchent la vérité de bonne foi ; mais
lors même que mes preuves seroient cent fois
plus nombreuses, plus évidentes, elles ne chan-
geroient pas la pratique de certains médecins, qui, si
l'on en croit un écrivain célèbre, ont juré en pré-
sence de la mort qu'ils n'exerceront point la médecine autrement qu'ils ne le font aujourd'hui. En persuadant qu'ils enlèvent par des saignées, des vomitifs et des purgatifs, les causes des grandes
maladies que toujours ils présagent ; en visitant
vingt fois chaque malade pour observer les effets
de ces remèdes, et reconnoître le moment, où,
sans déterminer une fin prochaine, ils pourront
encore les administrer, ils s'assurent, outre une forte
rétribution, l'éternelle reconnoissance, même de
leurs victimes et des personnes qui les entourent :
tandis qu'une affection quelconque promptement
et complettement guérie par des moyens plus
simples et propres à rétablir directement les fonctions altérées, à seconder ou à diriger les efforts
de la nature, n'est aux yeux du public qu'une
simple indisposition, pour la guérison de laquelle
les secours de la médecine, n'étoient pas même
nécessaires.

J'ai répondu, dans cet écrit et dans ceux qui
l'ont précédé, à toutes les réflexions critiques qui
m'ont été faites, et j'ai prévu, autant qu'il m'a été
possible, celles que l'on pourroit me faire sur le
système

système de médecine que j'ai adopté. Les objec-
tions que M. Bodinier considère comme insolubles,
ne sont, comme je l'ai fait voir, que des assertions
sans preuves, des idées incohérentes, et des invectives, qui toujours, mais surtout dans les écrits,
décèlent la foiblesse du raisonnement. Néanmoins
son mémoire est dangereux et très-nuisible dans les
campagnes. Les hommes étrangers à l'étude des
sciences naturelles, ceux même qui prononcent
sans hésiter sur le traitement d'une maladie, re-
fusent d'ouvrir un livre de médecine ; et, comme
si toutes les opinions qui peuvent être soutenues
étoient également probables, ils adoptent sans
examen celle qu'ils trouvent plus conforme aux
sensations qu'ils éprouvent, aux habitudes qu'ils
ont contractées, et qui paroissant justifier l'emploi
des moyens les plus violens, les flatte d'une guérison plus prochaine.

Au reste, M. Bodinier dissimule mal les causes
de l'impatience et de l'indignation que lui font
éprouver les principes énoncés dans mes écrits ; et
lorsqu'à son arrivée à Dinan, il a joui, pendant
quelques mois, d'une grande réputation, il a encore
moins dissimulé les passions qui l'égarent.

Je ne sais s'il osa alors prétendre au sceptre mé-
dical ; mais comment ignore-t-il qu'Hippocrate l'a
mérité et le conservera, puisqu'il a posé les bases
d'une médecine fondée sur la connoissance des lois

de la nature? Celui du charlatanisme peut toujours être offert, mais ce n'est pas à moi qu'il est reservé.

Je ne compte sur aucun sceptre : je ne connois aucune des menées qui conduisent aux honneurs ; je sais seulement sacrifier mes intérêts, lorsqu'ils sont en opposition avec ceux de la société. J'ai vu succomber des victimes, j'ai connu la source des erreurs auxquelles la multitude se laisse entraîner, et j'ai dû les dénoncer franchement. L'abus des remèdes est la cause la plus ordinaire de notre destruction prématurée ; le charlatanisme affermi par les préjugés populaires, ne peut être aujourd'hui que foiblement comprimé ; mais l'utilité et la certitude de la médecine n'en sont pas moins incontestables ; et si après avoir prouvé ces assertions, j'ai proposé que des récompenses nationales fussent décernées aux médecins qui, en consacrant leur vie et leur fortune au soulagement des malheureux, obtiendroient des succès remarquables : cette proposition (1), je l'ai faite pour

---

( 1 ) Observations qui prouvent que l'abus des remèdes, surtout dans la saignée et des évacuans du canal alimentaire, est la cause la plus puissante de notre destruction prématurée, des maux et des infirmités qui la précèdent ; et réflexions sur l'importance des services que la médecine rendroit à la société, si, pour bannir le charlatanisme, on faisoit dépendre de leurs succès réels, l'honneur et la fortune des médecins. *Dijon*, 1812.

l'intérêt des malades, pour l'intérêt de la société, qui un jour trouvera dans les institutions médicales, un des plus puissans moyens de donner au développement de nos facultés physiques et intellectuelles l'impulsion qui doit assurer, sous un Gouvernement juste et paternel, l'union et le bonheur des Français.

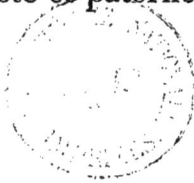

FIN.

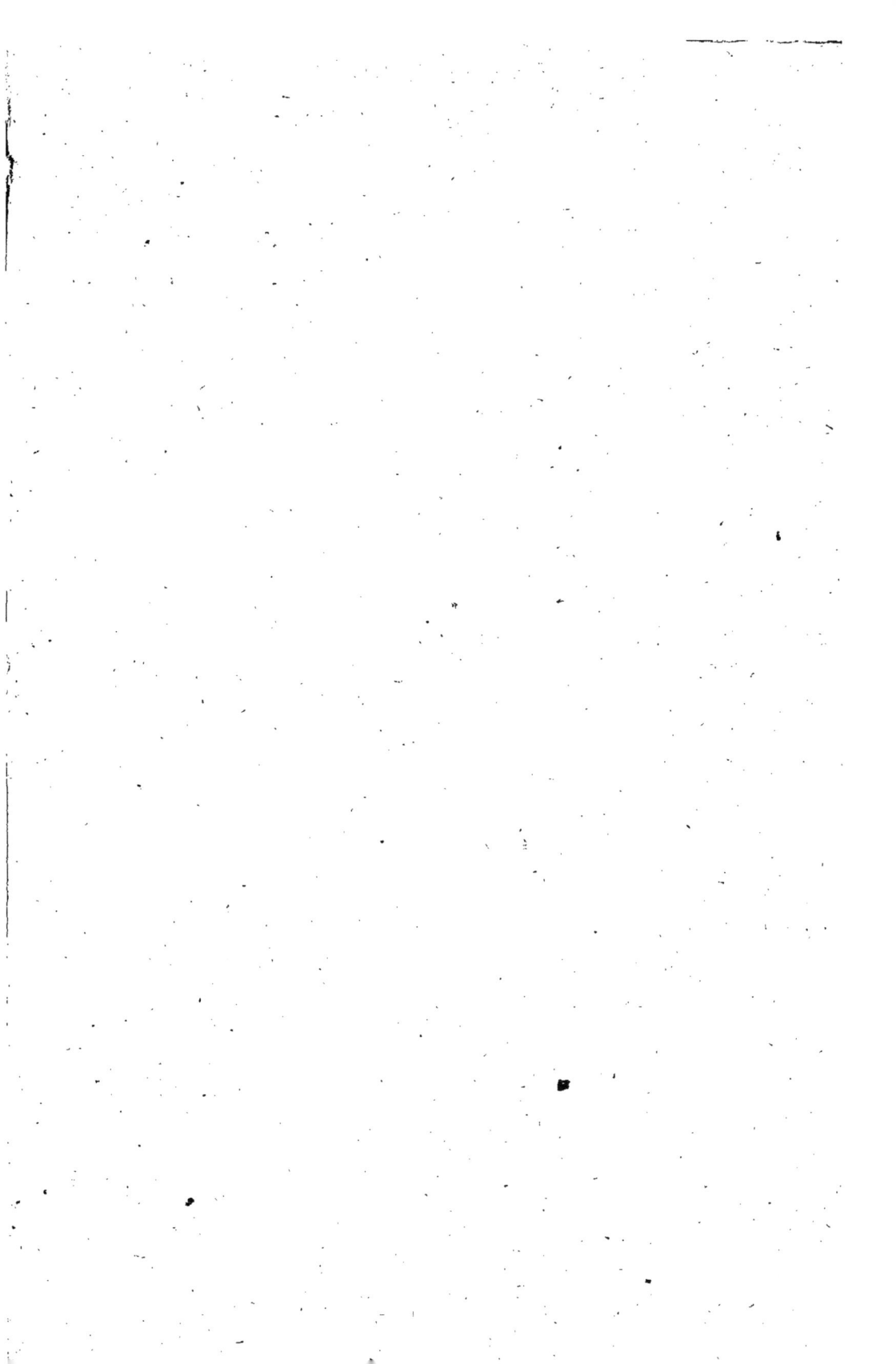

www.ingramcontent.com/pod-product-compliance
Lightning Source LLC
Chambersburg PA
CBHW070748220326
41520CB00052B/3104